Moise Musa Wabula

Determinantes do não cumprimento do calendário de vacinação das crianças

Moise Musa Wabula

Determinantes do não cumprimento do calendário de vacinação das crianças

12 a 23 MESES em Kinshasa (zona sanitária de Bandalungwa)

ScienciaScripts

Cover image: www.ingimage.com

This book is a translation from the original published under ISBN 978-620-3-41587-2.

Publisher:
Sciencia Scripts
is a trademark of
Dodo Books Indian Ocean Ltd. and OmniScriptum S.R.L publishing group

120 High Road, East Finchley, London, N2 9ED, United Kingdom
Str. Armeneasca 28/1, office 1, Chisinau MD-2012, Republic of Moldova, Europe
Managing Directors: Ieva Konstantinova, Victoria Ursu
info@omniscriptum.com

Printed at: see last page
ISBN: 978-620-8-55466-8

ÍNDICE DE CONTEÚDOS

DEDICAÇÃO

A vocês, meus queridos pais ***WABULA NGOZI BUKONGO Jean-Pierre e BITANGALO MUSA Régine****, fonte da minha vida, por todos os sacrifícios que fizeram desde a minha infância para me ajudarem a tornar-me hoje uma pessoa independente. Este trabalho é uma prova do vosso elevado sentido de responsabilidade para comigo, iniciaram o caminho da escola, que me permitiu ser competitivo entre muitos outros, por favor recolham o fruto dos vossos esforços.*

A ti, minha amada esposa, ***NONDO ZABAKINGA Denise****, por tanto amor, apoio nos piores momentos e paciência durante estes dois anos de estudo em que largámos tudo para voltar à estaca zero. Fica aqui todo o meu apego e a minha imensurável consideração.*

A ***vós****, meus queridos filhos,* ***BITANGALO WABULA Plamédie*** *e* ***WABULA NGOZI, obrigado*** *pelo amor que sempre me demonstraram e que me permitiu estar mais do que determinado a cumprir esta nobre missão. Aqui encontram um modelo a seguir ao longo da vossa vida, deixo-vos um legado de perseverança, coragem e determinação.*

AGRADECIMENTOS

No final deste curso de mestrado em Saúde Pública, opção: Epidemiologia de Intervenção e Gestão Laboratorial, podemos prestar homenagem ao criador do universo, Deus Todo-Poderoso, fonte da vida, porque tudo é realizado pela sua vontade.Nada disto teria sido possível sem o apoio de um certo número de cientistas eminentes, incluindo o pessoal docente e administrativo da Faculdade de Medicina da Universidade de Kinshasa, em geral, e o pessoal da Escola de Saúde Pública de Kinshasa, em particular. Gostaríamos de expressar a nossa sincera gratidão a todos eles.

O nosso mais profundo agradecimento ao eminente ***Professor Doutor MAPATANO MALA Ali****, que não se poupou a esforços para aceitar orientar esta dissertação. Apesar da sua pesada carga de trabalho, acompanhou-nos passo a passo como um pai para que este trabalho cumprisse as exigências do mundo científico, com muitos comentários e esclarecimentos.Como um trabalho desta envergadura não pode ser realizado sem apoio financeiro e sem um acordo de parceria, prestamos uma calorosa homenagem ao Governo Americano, através da sua Agência de Controlo e Prevenção de Doenças "CDC Atlanta", e ao Governo da República Democrática do Congo, através da sua Direção de Controlo de Doenças "DLM", por se terem comprometido, de comum acordo, a assegurar o financiamento global da nossa formação na Escola de Saúde Pública da Universidade de Kinshasa.Gostaríamos também de agradecer a todos os supervisores durante estes dois anos de formação.Não podemos deixar de agradecer às autoridades sanitárias e político-administrativas da ZS e da comuna de Bandalungwa, que aceitaram a realização deste trabalho nas suas respectivas jurisdições.*

Os meus agradecimentos vão também, em particular, para a família do ***Professor BULAIMU WITE NKATE MYANDA Augustin****, que me acompanhou a mim e à minha família até Kinshasa.*

Agradecemos a todos os nossos amigos e conhecidos por terem contribuído de uma forma ou de outra, tanto moral como materialmente, para a realização deste trabalho.Finalmente, agradecemos a todos os colegas da família FELTP em geral, e da 3ª Coorte em particular, pelos maravilhosos momentos de alegria, amor e convívio que partilhámos. Que todos, onde quer que se encontrem, saibam que estamos infinitamente gratos e que fazem agora parte da minha família alargada.

RESUMO

INTRODUÇÃO

A vacinação demonstrou ser o meio mais eficaz de sempre para combater as doenças e é uma das estratégias para reduzir a morbilidade e a mortalidade, especialmente entre as crianças. Na RDC, continuam a existir grandes disparidades em termos de cobertura vacinal das crianças com idades compreendidas entre os 12 e os 23 meses, que ronda os 45%. A ZH de Bandalungwa também registou uma baixa cobertura nos últimos três anos, com cerca de 65%. É por isso que este estudo tem por objetivo identificar os factores determinantes do não cumprimento do calendário de vacinação das crianças dos 12 aos 23 meses de idade nesta zona sanitária.

METODOLOGIA

Realizámos um estudo transversal analítico na ZH de Bandalungwa, de 23 de novembro a 23 de dezembro de 2016, entre 367 agregados familiares com pelo menos uma criança com idades compreendidas entre os 12 e os 23 meses na altura do nosso inquérito. Estimámos a proporção de crianças totalmente vacinadas (ECV) e de crianças não totalmente vacinadas (ENCV). A análise bivariada e a regressão logística permitiram-nos identificar os factores determinantes do não cumprimento do esquema de vacinação. Os OR com IC 95% foram utilizados para medir a força de associação entre a variável dependente e as variáveis independentes.

RESULTADOS

A cobertura vacinal foi de 41,4% (IC95%: 36-45). Os determinantes para o não cumprimento do esquema vacinal foram: a disponibilidade do cartão de vacina (ORA: 144,1; IC95% 33,74-615,74; p=0,00), o longo tempo de espera no local de vacinação (0RA: 2,19; IC95%: 1,17-4,11; p< 0,05) e o alto custo da sessão de CPS (ORA: 4,21; IC95%: 2,33-6,75; p=0,006).

CONCLUSÃO

As estratégias para melhorar a cobertura da vacinação na zona sanitária de Bandalungwa poderiam incluir a manutenção do cartão de vacinação em boas condições e a sua disponibilização às instalações que vacinam, a melhoria da organização das sessões de vacinação através da supervisão da formação e a redução das taxas cobradas às mães que levam os seus filhos às sessões de vacinação.

Palavras-chave: *conclusão, vacinação, calendário, Bandalungwa, Crianças com idades compreendidas entre os 12 e os 23 meses.*

CAPÍTULO I

INTRODUÇÃO

1.1. Declaração do problema

A Organização Mundial de Saúde (OMS) recorda que o sarampo, a poliomielite, a difteria, a hepatite B, a meningite bacteriana, a raiva e o tétano, doenças que podem ser prevenidas pela vacinação, causam uma grande quantidade de morbilidade e incapacidade que podem ser evitadas pela vacinação. **(1)**

Atualmente, estima-se que 2 a 3 mortes por ano de tétano neonatal e sarampo podem ser evitadas através da vacinação. Em 2013, 129 países tinham atingido uma cobertura de DPT3 de pelo menos 90 %. **(2)**Em 2014, cerca de 86% (115 milhões) dos bebés em todo o mundo receberam as três doses da vacina DTP. **(3)**

Apesar dos progressos registados na cobertura da vacinação a nível mundial na última década, continuam a existir disparidades a nível nacional, regional e local.Em 2014, as estimativas da OMS mostram que 14% dos bebés em todo o mundo não estavam cobertos pelos serviços de imunização de rotina, incluindo a administração da DTP3. Mais de 60% destas crianças vivem em 10 países, incluindo a África do Sul, a Etiópia, a Índia, a Indonésia, o Iraque, a Nigéria, o Uganda, o Paquistão, as Filipinas e a República Democrática do Congo **(2)**.

A OMS recomenda que seja dada prioridade ao reforço da imunização de rotina a nível mundial, particularmente nos países com o maior número de crianças não imunizadas. Devem ser envidados esforços especiais para chegar a populações mal servidas, particularmente em áreas remotas, ambientes urbanos pobres, Estados frágeis e regiões afectadas por conflitos **(3).**

Na República Democrática do Congo, o relatório DHS de 2013-2014 revela que 22% das crianças com idades compreendidas entre os 12 e os 23 meses tinham sido totalmente vacinadas, de acordo com as informações obtidas a partir do registo de vacinação. **(4)** Quando se acrescenta a informação fornecida pela mãe, esta percentagem aumenta para 45%. Por outro lado, 6% de todas as crianças com idades compreendidas entre os 12 e os 23 meses não tinham recebido qualquer vacina. Um estudo realizado em Kinshasa sobre os conhecimentos, as atitudes e as práticas das mães de crianças com idades compreendidas entre os 0 e os 4 anos revelou igualmente que a cobertura vacinal baseada nas informações registadas no cartão de vacinação era igualmente baixa (37%), o que indica uma diferença entre o elevado nível de conhecimentos e as atitudes positivas e a baixa cobertura **(5).**O relatório anual de 2015 do

Programa Alargado de Imunização (PAI) assinala que os dados de imunização revelam uma baixa cobertura de certos antigénios, incluindo o sarampo, o tétano neonatal e a poliomielite **(6).** Os resultados das actividades de rotina do PAI na cidade provincial de Kinshasa no primeiro semestre de 2014 revelaram que 12 zonas sanitárias, nomeadamente: Bumbu, Kalami I, Lemba, Makala, Ngaba, Kingasani, MasinaI, Barumbu , Binza-Ozone, Kintambo , Lingwala e Bandalungwa, ou seja, 34% das zonas sanitárias tinham menos de 80% de cobertura vacinal para a primeira dose de Pentavalente (DTP-Hep B-Hib). Os dados do primeiro semestre de 2014 mostram que as mães de 20.916 crianças com idades entre 0 e 11 meses, que deveriam receber a primeira dose da vacina DTP-HepB-Hib, não compareceram ao serviço de vacinação. Esta situação resultou numa elevada proporção de crianças não alcançadas (14,3%) nas 12 zonas sanitárias. Isto representa uma média de 116 crianças não vacinadas por zona sanitária, se considerarmos que cada zona sanitária é composta por uma média de 15 zonas sanitárias **(7).**Os dados de vigilância relativos a estas 12 zonas sanitárias de Kinshasa revelam uma subnotificação de casos de PFA em comparação com os últimos cinco anos, com 20 casos notificados em 191 previstos para 11 zonas sanitárias, ou seja, 31.4% das zonas sanitárias no primeiro trimestre de 2014; 20 zonas notificaram pelo menos um caso de sarampo, 5 casos de dengue, casos autóctones de febre amarela e casos importados da epidemia que grassava em ANGOLA são notificados diariamente e casos de meningite bacteriana pediátrica (PBM) são notificados aqui e ali.**(7)**A de Bandalungwa é uma das ZH que está a enfrentar estes problemas. A cobertura da vacinação é baixa (65%) para todos os antigénios combinados (2015), e existe o risco de vários se não forem tomadas medidas, dado o número cada vez maior de pessoas susceptíveis.

1.2. REVISÃO DA LITERATURA

1.2.1. Informações gerais sobre a vacinação

a) Definição de vacinação

A palavra "vacina" vem do latim vaccinus, que significa "relativo às vacas". Mas o que é que as vacas têm a ver com as vacinas? A primeira vacina foi baseada no vírus selvagem da varíola, que infectava tanto vacas como seres humanos **(8).**

A vacinação é um método de prevenção de certas infecções microbianas, virais ou parasitárias através da indução de imunidade ativa pela introdução no organismo de preparações conhecidas como vacinas. **(9)**

Uma vacina é uma substância preparada a partir de micróbios, vírus ou parasitas patogénicos e toxinas (mortas, inactivadas ou atenuadas) que, quando inoculada, confere imunidade ao indivíduo contra o germe correspondente. **(10)**

b) Historial de vacinação

Há 200 anos, Edward Jenner apercebeu-se de que as vacas contraíam varíola bovina, que não é muito virulenta, sem nunca contraírem varíola humana. Assim, retirou o agente patogénico do exsudado epidérmico de uma vaca infetada e injectou o líquido no braço de um rapaz saudável. Seis semanas mais tarde, Jenner injectou-lhe o vírus da varíola humana. O rapaz não apanhou a doença e foi desta forma que o Dr. Jenner descobriu um dos princípios fundamentais da imunização. **(8)**

Mas quando falamos de vacinas, vem-nos inevitavelmente à cabeça uma imagem: Louis Pasteur. Em 1885, Pasteur foi o primeiro investigador a desenvolver uma vacina contra a raiva. Foi o primeiro meio de luta contra os agentes patogénicos e, por conseguinte, contra certas doenças infecciosas, que pôde ser utilizado em grande escala e administrado de forma sistemática.

O princípio subjacente à vacinação foi explicado por Louis Pasteur e pelos seus colegas Roux e Duclaux, na sequência dos trabalhos de Robert Koch que relacionavam micróbios e doenças. **(11)**

Esta descoberta permitiu-lhe melhorar a técnica. A sua primeira vacinação foi a de um rebanho de ovelhas contra a cólera, em 5 de maio de 1881. A primeira vacinação humana foi a de uma criança contra a raiva, em 6 de junho de 1885 **(11).**

Atualmente, existe uma grande diversidade e quantidade de vacinas. Esta multiplicidade de vacinas explica-se pelos avanços nas técnicas de fabrico de vacinas. Os cientistas estão a melhorar as vacinas existentes e a criar novas vacinas para aumentar a proteção que oferecem ao nosso organismo e reduzir os riscos. **(12)**

Datas-chave no desenvolvimento das principais vacinas

- **1796:** Edward Jenner descobriu a vacina contra a varíola. Graças a esta descoberta, o vírus da varíola foi erradicado.

- **1879:** Louis Pasteur descobre a vacina contra a cólera das galinhas;
- **1885**: Louis Pasteur explica o princípio da vacinação e descobre a vacina contra a raiva;
- **1888**: Os franceses André Chantemesse e Fernand Widal descobrem a vacina contra a febre tifoide;
- **1913**: Emil Adolf von Behring revela a vacina contra a difteria.
- **1921**: Albert Calmette e Camille Guérin desenvolvem uma vacina contra a tuberculose chamada BCG.
- **1927**: O tétano é criado por Pierre Descombey e Gaston Ramon.
- **1935**: Leslie Gardner desenvolve uma vacina contra a tosse convulsa.
- **1944**: Thomas Francis Jr. cria uma vacina contra a gripe.
- **1949**: John Franklin Engers, Fred Robbins e Thomas Weller descobrem a vacina contra a papeira.
- **1953**: Jonas Salk produz a vacina contra a poliomielite
- **1960**: John Franklin Engers desenvolve uma vacina contra o sarampo **(12)**

c) Cobertura vacinal

A cobertura da vacinação é a proporção de pessoas vacinadas numa determinada população, num determinado momento. A sua medição é necessária para avaliar a eficácia de qualquer programa de vacinação e para determinar o grau de proteção de uma população contra uma doença infecciosa. Numa determinada população, a cobertura vacinal é o rácio entre o número de pessoas corretamente vacinadas e o número total de pessoas que deveriam ter sido vacinadas. Para uma vacina que requer várias doses, é utilizado o termo "uma dose".
"Entre estas incluem-se "duas doses, "três doses" e "reforço". **(13)**

d) Calendário de vacinação :

O calendário mínimo de vacinação recomendado na RDC e adotado pela OMS inclui a BCG à nascença, 3 doses de VOP, 3 doses de pentavalente, 3 PCV13, às 6, 10 e 14 semanas, atualmente uma dose de IPV à 14ª semana e a vacina contra o sarampo e a vacina contra a febre amarela são recomendadas aos 9 meses **(14)**.

e) Imunidade

A imunidade é a capacidade do organismo de se defender de um ataque infecioso (bactéria, vírus ou parasita) ou de uma determinada doença. **(15)**

ANTIGÉNIO: Substância que o sistema imunitário reconhece como estranha e que induz a formação de anticorpos específicos.

ANTIBORPO: Qualquer substância presente naturalmente ou produzida no organismo sob a ação de um antigénio e que tem a propriedade de reagir especificamente contra esse antigénio. Os anticorpos são proteínas segregadas por células chamadas plasmócitos, derivadas dos linfócitos B. Os anticorpos plasmáticos estão intimamente ligados a certas globulinas (imunoglobulinas). Os termos anticorpos e imunoglobulinas são frequentemente utilizados como sinónimos **(16).**

Imunização ativa :

A imunização ativa é uma resposta imunitária dos anticorpos do organismo aos agentes patogénicos inoculados (vacinas). Esta resposta não se manifesta durante algum tempo, mas a proteção é duradoura.

Imunização passiva :

A imunização passiva é a administração de imunoglobulinas estranhas, já activas contra o agente patogénico, a um recetor. Ocorre sem qualquer reação do próprio organismo. É rápida mas de curta duração. É frequentemente utilizada em associação com a imunização ativa quando uma pessoa é exposta ao agente patogénico **(16).**

1.2.2. Situação da vacinação

A imunização é reconhecida mundialmente como uma das medidas mais eficazes para prevenir a mortalidade, a morbilidade e as complicações das doenças infecciosas nas crianças. **(17)**

A cobertura vacinal indica a proporção da população-alvo que recebeu as doses necessárias de uma vacina contra uma doença evitável **(18).** É um indicador importante da saúde da população e um bom reflexo da suscetibilidade às doenças evitáveis por vacinaçãol (DPV) **(17,19)**. Pode também ser utilizada para avaliar a acessibilidade dos serviços de saúde e das intervenções relacionadas com a vacinação, bem como para avaliar rapidamente se os serviços de saúde estão a melhorar ou a deteriorar-se. Uma vez que são necessários níveis elevados de cobertura da vacinação para atingir os objectivos de redução das doenças evitáveis por vacinação, é essencial monitorizar as várias medidas de cobertura da vacinação numa base contínua.

O êxito dos programas de vacinação não deve ser considerado um dado adquirido, uma vez que o seu sucesso depende da confiança do público e dos profissionais de saúde.

A vacinação em África remonta à era pré-independência, quando equipas móveis eram utilizadas para efetuar vacinações em massa para combater epidemias como a varíola e a febre amarela **(20)**.

O recente inquérito sobre a cobertura vacinal em 2012 na RDC revela desigualdades na cobertura vacinal entre os diferentes antigénios, províncias e, dentro da mesma província, entre zonas sanitárias. A cobertura varia de 73,2% a 97,3% para a BCG, de 54% a 87,7% para a VAR e de 50,2% a 93,9% para a DTP3 a nível nacional. Relativamente às crianças que receberam todas as vacinas, a cobertura varia entre 37,9% e 85,2%. **(6)**

O mesmo inquérito concluiu que a falta de informação, a falta de motivação e a distância entre o local de vacinação e a casa da criança eram as principais razões pelas quais as crianças não eram vacinadas. **(6)**

1.2.3. Factores determinantes da vacinação

Na literatura, foram descritos vários factores para explicar a não conclusão e a conclusão do calendário de imunização infantil (21, 23, 25, 27). As caraterísticas sociodemográficas, a organização do sistema de saúde e os conhecimentos, atitudes e práticas das mães estão entre os grupos de factores mais frequentemente citados.

Caraterísticas sócio-demográficas

- **Caraterísticas específicas das crianças**

Um estudo efectuado no distrito de Dschang, nos Camarões, em 2013, mostrou que os primeiros irmãos a nascer cumpriam o seu calendário de vacinação, em comparação com os nascimentos subsequentes. **(21)**

Do mesmo modo, no que se refere ao local de nascimento da criança, o facto de ter nascido num estabelecimento de saúde desempenha um papel importante no estado de imunização em comparação com as crianças nascidas em casa, respetivamente 87,9% e 7,7% **(21)**.

Esta diferença pode ser explicada pelo baixo nível de sensibilização e pela negligência dos pais (esquecimento das consultas em 33,2% e falta de tempo em 40,3%) **(22)**. Para remediar esta situação, Ndeye et al. recomendaram que se aumentasse a sensibilização e se exigisse que as crianças em idade escolar levassem consigo os registos de vacinação. **(23)**

- **Nível de escolaridade das mães responsáveis por crianças com idades compreendidas entre os 12 e os 23 meses**

Os baixos níveis de educação desempenham um papel importante no facto de as crianças não completarem o seu calendário de imunização (21, 24, 26). No entanto, um estudo efectuado na Nigéria prova o contrário. Verificou-se que as crianças nascidas de pais analfabetos tinham completado o seu calendário de vacinação. **(27)** Esta contradição seria justificada pela disponibilidade destas mães devido à falta de trabalho, uma vez que a maioria das mães alfabetizadas estão frequentemente ocupadas e evitam compromissos para completar o calendário de vacinação dos seus filhos. Além disso, outros estudos realizados na África Ocidental mostraram que a educação dos pais não desempenha qualquer papel no cumprimento do calendário de vacinação. **(28)**

Ocupação dos pais, crenças religiosas e nível socioeconómico

Um estudo realizado na Argélia sobre o estado de vacinação das crianças durante o período do P.A.S. em 2015 mostrou uma associação significativa entre a não conclusão do calendário de vacinação da criança e a ocupação dos pais, crenças religiosas e costumes. Por outro lado, mostrou que os filhos de pais desempregados não tinham completado o calendário de vacinação dos seus filhos. **(28)**

Além disso, foi observado que o baixo rendimento dos pais é uma barreira para alguns agregados familiares que completam o calendário de vacinação **(29).**

No mesmo estudo (24), os resultados mostraram que os factores que têm uma influência positiva e independente na vacinação são o primeiro lugar da criança no grupo de irmãos, ter uma fonte regular de vacinação, receber todas as vacinas gratuitamente e um rendimento familiar elevado.

Não cumprimento do calendário de vacinação

No estudo realizado na Costa do Marfim em 2008 **(30),** 14% das mães sugeriram que o não cumprimento do calendário era uma das causas da não vacinação. No entanto, nalguns casos, 31% das mães não tinham sido informadas da necessidade de voltar para receber novas doses e 32% referiram desconhecer a necessidade de vacinar os seus filhos.

Factores do serviço de saúde

Percorrer a distância de casa até ao local de vacinação e vice-versa:

Um estudo realizado em Moçambique (**31**) em 2003 mostrou que a distância que as crianças tinham de percorrer era a principal razão para não serem vacinadas. No Chade, em 2012, 19% das mães mencionaram este facto (**32**).

O estudo efectuado no Senegal em 2005 revelou que 71% das crianças estavam totalmente vacinadas.

Indisponibilidade da vacina :

A baixa cobertura vacinal entre as crianças foi também descrita como um fator contributivo. Em muitos países, os locais de vacinação estavam frequentemente sem stock da vacina. Foi o que aconteceu na Costa do Marfim, onde 75% das mães citaram este facto como motivo para não vacinarem **(30),** 10% no Chade em 2012 **(32)** e 13% das mães no Benim **(27).**

Tempos de espera e receção no local de vacinação

Nos seus estudos sobre o incumprimento dos calendários de vacinação das crianças, alguns autores encontraram uma ligação estatisticamente significativa entre os longos tempos de espera para a vacinação e a má receção no local de vacinação. Foi o que aconteceu em Bushidi, na RDC, em 2012.

(33). Baonga S et al nos Camarões em 2012. **(34)**

Conhecimentos, competências e práticas das mães relativamente à vacinação

A baixa cobertura vacinal levou alguns autores a estudar o comportamento da população relativamente à vacinação. Em alguns países, a queda na cobertura vacinal tem sido atribuída à falta de conhecimento do calendário de vacinação por parte de algumas mães (35) e à falta de sensibilização para as doenças evitáveis pela vacinação (36). O baixo nível de conhecimento das mães sobre a vacinação foi citado por vários autores como um dos principais factores que prevêem o não cumprimento do calendário de vacinação da criança. (33, 34, 37,38)

O estudo efectuado por Mapatano et al **(5)** e o de Batumbo **(39)** mostraram que as mães tinham atitudes positivas em relação à vacinação, mas tinham um baixo nível de conhecimento do calendário de vacinação em vigor na RDC. Para além disso, RIMPLE et al (40) e Matango (41) mostraram que a recusa da vacinação era maior entre certas mães pertencentes a certas religiões ou por idolatria. Além disso, foram observadas boas práticas para as mães que já tinham experimentado a gravidade do VME (5,40)

Medo dos efeitos secundários:

Foi observado que a perceção do risco de efeitos secundários após a vacinação constitui uma desvantagem para as mães que participam no programa de vacinação. (5,35).

Em 2012, o inquérito efectuado na República Democrática do Congo revelou as razões para a não vacinação por ordem decrescente: (42)

1.3. PERGUNTA POR RECHERE

Na maioria das zonas sanitárias de Kinshasa, registou-se uma melhoria da cobertura vacinal nos últimos 5 anos, enquanto que **na** zona sanitária **de Bandalungwa**, a cobertura vacinal continua baixa, não ultrapassando os 65% nos últimos 3 anos. Na Figura 1, o modelo concetual mostra-nos as relações que demonstram uma ligação entre as variáveis independentes e a variável dependente, tal como explicado na declaração do problema e na revisão da literatura.

Poorly trained staff
Presence of MAPI
Poor reception at the vaccination service
Long waiting times at the vaccination service
Remote vaccination site
High cost of vaccination service
Low household income
Mother's low level of education
Religious beliefs
Lack of confidence in vaccination
Busy mother
Young age of mother
Single mother
Poor maintenance of the cold chain
Poor vaccine administration
Not familiar with the vaccination
Poor geographical accessibility
Poor economic access to vaccination services
Low level of knowledge among mothers about vaccination
Mothers' poor attitude to vaccination
Mothers' poor vaccination practices
Poor organisation of vaccination service
No Completion of vaccination schedule Children aged 12 to 23 months

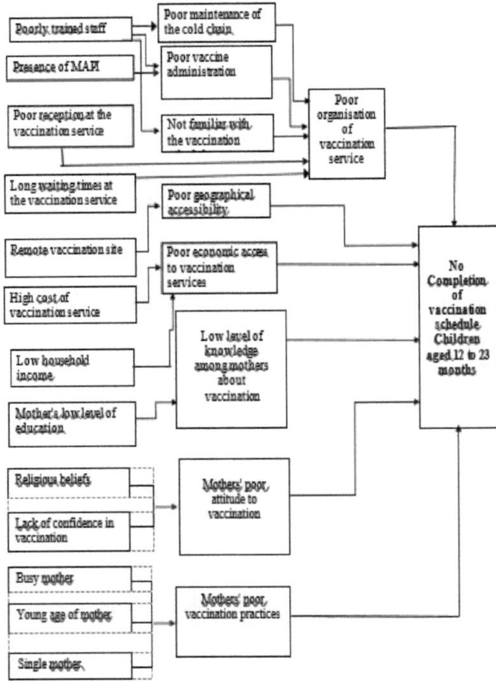

Figura 1: Modelo concetual

1.4. HIPÓTESES

1. A má qualidade da organização dos serviços avaliada pelas mães responsáveis por crianças de 12 a 23 meses está associada ao não cumprimento do calendário de vacinação

2. Um baixo nível de conhecimentos está associado ao incumprimento do calendário de vacinação,

3. A má atitude em relação à vacinação entre as mães responsáveis por crianças de 12 a 23 meses de idade está associada ao não cumprimento do calendário de vacinação

4. As más práticas das mães de crianças com idades compreendidas entre os 12 e os 23 meses estão associadas ao não cumprimento do calendário de vacinação

OBJECTIVO

Contribuir para melhorar a procura de serviços e a cobertura vacinal na zona sanitária de BANDALUNGWA.

1.5. OBJECTIVOS

1.5.1. OBJECTIVO GERAL

Determinar os factores associados à não conclusão do calendário de imunização de rotina em crianças com idades entre os 12 e os 23 meses na ZH de Bandalungwa de 2014 a 2015.

1.5.2. OBJECTIVOS ESPECÍFICOS :

1. Descrever as caraterísticas sócio-demográficas e económicas dos agregados familiares com crianças com idades compreendidas entre os 12 e os 23 meses na zona sanitária de Bandalungwa;

2. Determinar a cobertura vacinal das crianças de 12 a 23 meses que viviam na zona sanitária de Bandalungwa durante 2014-2015.

3. Determinar a qualidade da organização dos serviços destinados aos pais responsáveis por crianças com idades compreendidas entre os 12 e os 23 meses;

4. Identificar os factores determinantes do não cumprimento do calendário de vacinação das crianças com idades compreendidas entre os 12 e os 23 meses na zona sanitária de Bandalungwa.

5. Determinar os conhecimentos, atitudes e práticas dos pais de crianças com idades compreendidas entre os 12 e os 23 meses na Zona de Saúde de Bandalungwa.

CAPÍTULO II

METODOLOGIA

2.1. Enquadramento do estudo

Realizámos o nosso estudo na zona sanitária de Bandalungwa, situada no distrito sanitário de Lukunga, na comuna com o mesmo nome.

A zona sanitária é limitada:

- Para norte, através da ZS de Kokolo;
- Para sul, através da ZS Selembao;
- Para leste, através do Ngiri Ngiri SCA
- Para oeste, via Binza Ozone e Kintambo HZs

Tem uma superfície de 6,82 km^2, com uma densidade populacional de **21 581** habitantes/km^2. Tem uma população estimada **em 203089** habitantes (censos de 2015) distribuídos por 8 áreas sanitárias, com uma população entre os 12 e os 23 meses de **6093** (3%)

2.2. Estudo de tipo

Realizámos um estudo transversal através da aplicação de um questionário pré-textualizado a mães de crianças com idades compreendidas entre os 12 e os 23 meses.

2.3. Período de estudo

O estudo teve início em 23 de novembro de 2016 e terminou em 23 de dezembro de 2016.

2.4. População-alvo e amostragem

A população do estudo era constituída por todas as crianças com idades compreendidas entre os 12 e os 23 meses na altura do inquérito e que residiam na zona sanitária de Bandalungwa há um ano para as crianças com 12 meses e há dois anos para as crianças com 23 meses.

2.5. Inclusão

O nosso estudo incluiu

• Agregados familiares com crianças nascidas entre 15 de outubro de 2014 e 15 de setembro de 2015, ou seja, com idades compreendidas entre os 12 e os 23 meses à data do nosso inquérito e que viviam na ZS durante esse período.

2.6. Critérios de exclusão

• As mães de crianças com idades compreendidas entre os 12 e os 23 meses que não deram o seu consentimento e as que não tinham filhos elegíveis para o nosso estudo.

2.7. Tamanho da amostra

Utilizámos o protocolo padrão de amostragem por grupos da OMS para avaliar a cobertura vacinal do PEI.

$n \geq Z2 \ldots pqd2$

• tamanho da amostra

• z: parâmetro relacionado com o risco de erro alfa. Utilizámos o valor Z= 1,96 para um risco de erro fixado em 5%.

• p: proporção de crianças não vacinadas ou não totalmente vacinadas em Kinshasa 32% (de acordo com o relatório RDC EDS 2013-2014)

• q: complemento de p (100-32= 68%)

• d: precisão pretendida

q = 1-0,32 = 0,68 ;z= 1,96

n ≥ **1 ,96** ^{2} **x0 , , ,32x068 =334005** ^{2}

Para compensar as não respostas, acrescentámos 10% ao tamanho da nossa amostra, ou seja, 34 mães responsáveis por crianças com idades compreendidas entre os 12 e os 23 meses, o que nos levou a 368. Após arredondamento, 370 mães.

2.8. Técnica de amostragem

Quadro II: Distribuição das crianças a inquirir por área sanitária na zona sanitária de Bandalungwa

AS	Pop 2015	Proporção	N.º de crianças a inquirir/AS
ADOULA	33013	0,16	60
BISENGO	28426	0,14	52
KASA VUBU	6803	0,30	12
LINGWALA	20713	0,10	38
LUBUDI NORTE	20635	0,10	35
LUBUDI SUD	20635	0,10	36
LUMUMBA	39591	0,19	70
MAKELELE	33273	0,16	60
Total ZS	203089		367
Tamanho da amostra	367		

Utilizámos a amostragem por conglomerados para investigar os factores determinantes do não cumprimento do calendário de imunização para crianças dos 12 aos 23 meses entre 370 mães/cuidadores na zona sanitária de Bandalungwa. A ZS é constituída por 8 áreas sanitárias que compreendem 46 ruas/avenidas que foram consideradas como conglomerados. A amostragem foi feita a três níveis: na primeira fase, 37 ruas/avenidas foram selecionadas aleatoriamente a partir do número total de ruas da ZS e, em cada rua/avenida, depois de listar todos os agregados familiares, foram selecionados aleatoriamente 10 agregados familiares, o que nos deu 370 agregados familiares inquiridos, cada um com uma criança elegível.

Em segundo grau, nas ruas/avenidas :

- O ponto de partida foi determinado por uma direção de escolha aleatória.
- E depois fomos passando de agregado em agregado na direção escolhida até termos 10 crianças elegíveis.

Na terceira fase, se houvesse mais do que uma criança com idades compreendidas entre os 12 e os 23 meses em cada agregado familiar, era sorteada aleatoriamente uma única criança de entre as crianças elegíveis.

2.9. Instrumentos e técnicas de recolha de dados

Utilizámos um questionário semiestruturado desenvolvido, testado e validado pela OMS na República Democrática do Congo (RDC) durante o inquérito sobre a cobertura da vacinação organizado em 2015. Entrevistámos 370 mães de crianças com idades compreendidas entre os 12 e os 23 meses, para obter informações sobre o estado de vacinação dos seus filhos e as razões pelas quais não tinham sido vacinados. Também procurámos cicatrizes de BCG no braço esquerdo de cada criança.

2.10 .Lista completa de variáveis

Variável dependente

A variável dependente é o não cumprimento do esquema de vacinação

Variáveis independentes

As variáveis independentes selecionadas são :

- Caraterísticas sócio-demográficas e económicas das mães ;
- Conhecimentos, atitudes e práticas das mães relativamente à vacinação ;
- A organização dos serviços de vacinação; e
- Acessibilidade geográfica das mães responsáveis por crianças com idades compreendidas entre os 12 e os 23 meses na ZH de Bandalungwa em 2016.

Definição operacional das variáveis

1. Factores sócio-demográficos e económicos das mães responsáveis por crianças com idades compreendidas entre os 12 e os 23 meses

- **Idade**: idade dos inquiridos no último aniversário, calculando a idade à nascença até à data do inquérito, variável quantitativa (em anos$\leq$ 24 anos: idade jovem, $\geq$25 anos: idade adulta)

- **Sexo**: variável qualitativa nominal (1. masculino, 2. feminino)

- **Estado civil da mãe**: variável qualitativa nominal que determina o estado civil da mãe responsável por uma criança com idade entre 12 e 23 meses (solteira, casada monogâmica, casada poligâmica, união de facto, viúva, divorciada).

- **Nível de escolaridade da mãe**: variável qualitativa ordinal, que expressa o nível mais elevado de escolaridade da mãe responsável pela criança com idade entre 12 e 23 meses (sem nível, primário, secundário e terciário/universitário).

- **Ocupação da mãe**: variável qualitativa nominal, que define a ocupação da mãe da criança com idade entre 12 e 23 meses no momento do inquérito (dona de casa, comerciante, funcionária pública, funcionária pública privada, sem ocupação, outras a especificar).

- **Religião**: variável qualitativa que indica a igreja frequentada pela mãe responsável pela criança de 12 a 23 meses (sem religião, católica, protestante, kimbanguista, muçulmana, igreja revivalista, testemunhas de Jeová, outra).

- **Índice de nível socioeconómico**: (índice API = índice de pobreza ajustado) uma variável composta que determina o nível socioeconómico dos agregados familiares com base no facto de possuírem ou não determinados bens domésticos (água canalizada, sanita interna, eletricidade permanente, veículo, televisão de ecrã plano, frigorífico, casa ladrilhada). O índice foi calculado através da soma dos bens possuídos. Os agregados familiares mais ricos (posse destes 7 bens, nível elevado) e os menos ricos (nível baixo) eram os que possuíam menos do que estes 7 bens domésticos.

- **Nível socioeconómico das pessoas nos agregados familiares**: variáveis quantitativas medidas através do indicador (despesas por pessoa e por dia). A informação sobre as despesas diárias dos agregados familiares foi recolhida em francos congoleses. As variáveis foram agrupadas em duas categorias: pessoas que vivem abaixo do limiar de pobreza (se a despesa for inferior a 6.000 francos congoleses, equivalente a 5

dólares americanos) e pessoas que vivem acima do limiar de pobreza (se a despesa for inferior a 6000 francos congoleses equivalentes a 5 dólares americanos)

2. Caraterísticas sócio-demográficas das crianças com idades compreendidas entre os 12 e os 23 meses

- **Género da criança**: variável qualitativa que reflecte as diferenças físicas e constitutivas entre as crianças. Apresenta duas modalidades: masculino e feminino.

- **Idade** variável quantitativa contínua que varia de 12 a 23 meses.

3. Factores ligados à organização dos serviços de saúde (ponto de vista dos inquiridos)

- **Tempo de espera no serviço de vacinação**: variável quantitativa ordinal que mede o tempo (por hora) entre a chegada da mãe da criança ao local de vacinação e o início da vacinação. Foi agrupada em duas categorias (≤ 1 hora, tempo de espera normal) e (> 1 hora, tempo de espera longo).
- **Acolhimento no local de vacinação**: variável dicotómica que expressa o nível de cortesia demonstrado pelo pessoal de saúde para com a mãe da criança. Existem dois modos: bom e mau acolhimento.
- **Disponibilidade da vacina no local de vacinação**: variável qualitativa nominal que expressa a disponibilidade ou indisponibilidade da vacinação devido à falta de stock da vacina, à falta de cadeia de frio (CDF): Tinha dois modos (ausência de pelo menos um antigénio, presença de todos os antigénios.
- **Histórico ABIP**: variável qualitativa que fornece informações sobre a ocorrência de determinados sinais após a vacinação da criança. Apresentava dois modos: sim, se pelo menos um sinal estivesse presente, não, se nenhum sinal estivesse presente.

4. Acessibilidade geográfica e financeira

- **Distância do domicílio ao local de vacinação**: variável quantitativa que reflecte o tempo de caminhada (por hora) entre o domicílio e o local de vacinação. Foi agrupada em duas categorias: mais de uma hora (longa distância) e menos de uma hora (distância normal).
- **Custo das sessões de CPS**: variável qualitativa que avalia o custo de acesso à sessão de CPS, com duas modalidades: custo elevado (mais de um dólar americano, normal: menos de um dólar americano)

5. Conhecimentos, atitudes e práticas

- **Nível de conhecimento**: variável composta que avalia o grau em que a mãe inquirida está informada sobre as DPV, o calendário de vacinação, as vantagens da vacinação e as consequências de não vacinar os seus filhos. Considerámos um nível de conhecimento aceitável, se ela fosse capaz de nomear 5 DVAs, uma vantagem da vacinação e as consequências de não vacinar os seus filhos. da vacinação, uma consequência da vacinação e 5 marcações no calendário de vacinação e o nível baixo, se não cumprisse um dos 4 critérios.
- **Atitude**: variável composta que avalia a apreensão da mãe da criança relativamente à vacinação. Neste estudo, considerou-se que a mãe de uma criança com idades compreendidas entre os 12 e os 23 meses tinha uma atitude favorável se considerasse que a vacina era protetora, se concordasse em vacinar o seu filho a uma distância superior a uma hora a pé e se concordasse em vacinar o seu filho para o proteger contra a DVE. Considerou-se que a mãe

de uma criança com idade entre 12 e 23 meses tinha uma atitude favorável se preenchesse todos os 3 critérios e uma atitude desfavorável se não preenchesse nenhum dos 3 critérios.

- **Práticas**: variáveis compostas que avaliam as acções tomadas pela mãe em relação à vacinação do seu filho. No nosso estudo, a mãe de uma criança de 12 a 23 meses foi considerada com boas práticas se a criança estivesse totalmente vacinada e apresentasse o cartão de vacinação aquando da visita dos entrevistadores. E má prática se a mãe da criança de 12 a 23 meses não atendesse a um dos dois critérios.

Definições operacionais

• Cobertura válida: é quando a vacinação cumpriu a data mínima (critério de validade) em termos da idade exigida (de acordo com o calendário) e dos intervalos entre as doses;

• Vacinação de acordo com o cartão: quando a mãe apresenta um documento oficial do PNI que regista a data da vacinação;

• Estado de vacinação: estado de vacinação de uma criança-alvo em relação às doses de vacina

• Abandono: Qualquer criança-alvo que, em algum momento, tenha utilizado os serviços de vacinação e que, por várias razões, não tenha continuado.

• Perda de seguimento: situação de uma criança que teve pelo menos um contacto com os serviços de vacinação, mas que não completou a sua série de vacinação dentro do prazo exigido antes do seu primeiro aniversário.

• Oportunidades de vacinação perdidas: é quando uma criança passa por uma unidade de saúde e não recebe todas as doses de vacina que deveria receber nessa altura;

• Oportunidades perdidas corrigidas: quando uma criança recebeu finalmente a vacinação em causa numa consulta posterior;

• Oportunidades perdidas não corrigidas: quando a criança não recebeu as doses perdidas em sessões subsequentes;

• Criança totalmente vacinada (ECV): se a criança tiver recebido 1 dose de BCG à nascença, 3 doses de DTP-HepB-Hib/VPO/PCV-13 a partir das 6 semanas de idade e que respeite o intervalo de 4 semanas entre as doses e 1 dose de VAR/VAA aos 9 meses de idade.

• Criança não totalmente vacinada (ENCV): é uma criança que foi insuficientemente vacinada, não foi vacinada ou não foi contactada pelo serviço de vacinação dentro do prazo e nas doses necessárias. **(9)**

Parâmetro do estudo Cobertura da vacinação

Estimámos a cobertura vacinal por antigénio. Tabela II: Variáveis de determinação ou parâmetros de interesse na Zona Sanitária de Bandalungwa 2015.

Tabela III: Determinação das variáveis de interesse na Zona Sanitária de Bandalungwa 2015.

Parâmetro	Determinação
Cobertura válida (%)	Número de crianças totalmente vacinadas (mapa/número total de crianças inquiridas)
Cobertura bruta (%)	Número de crianças que receberam todas as doses de vacina (cartão) independentemente do esquema / Número total de crianças inquiridas.
Cobertura cobertura (%)	Número de crianças elegíveis que receberam BCG (presença de livro de registo, cicatriz ou cartão de vacinação) / Número total de crianças inquiridas.
Cobertura cobertura DTP 1 (%)	Número de crianças elegíveis que receberam o DTC 1 (folheto) / Número total de crianças inquiridas.
Cobertura Cobertura da vacinação DTP3 (%)	Número de crianças com idades compreendidas entre os 12 e os 23 meses que receberam o DTP3 (folheto) / Número total de crianças inquiridas.
Cobertura cobertura (%)	Número de crianças elegíveis que receberam a VAR (folheto/número total de crianças inquiridas)
Taxa de abandono escolar	(Número de crianças que receberam DTP1 - Número de crianças que receberam DTP3) / Número de crianças que receberam DTP1

4.11. A própria coleção

Antes de recolhermos os dados, obtivemos primeiro a aprovação das autoridades locais (o presidente da câmara da comuna de Bandalungwa e o médico-chefe de Bandalungwa). A recolha de dados foi realizada por uma equipa de seis entrevistadores e um supervisor, uma vez que, em média, o preenchimento de um questionário demorava no máximo uma hora e cada entrevistador preenchia cinco questionários por dia. No que diz respeito ao perfil dos entrevistadores, optou-se por um diploma de nível médio ou superior. E para o supervisor, levamos em conta uma experiência em nível de graduação ou licenciatura em pesquisas comunitárias. Os entrevistadores foram treinados no BCZS durante três dias, dois dos quais dedicados ao intercâmbio andragógico do instrumento através de testes de simulação, e um dia para pré-testar o instrumento no campo.

4.12. Processamento e análise de dados

Após a recolha de dados, as questões foram agrupadas por avenida/cluster e por área de saúde (AS). Mas antes do tratamento propriamente dito, procedeu-se a um controlo de qualidade dos dados para verificar a coerência e a conformidade com a numeração e a codificação. Os dados foram introduzidos no software Epi data e exportados para o SPSS. para análise. As proporções foram calculadas para as variáveis categóricas e os respectivos intervalos de confiança a 95%. A análise bivariada foi efectuada para determinar as associações entre as variáveis categóricas e o não cumprimento do calendário de vacinação infantil. A regressão logística foi utilizada para obter Odds ratios ajustados com os respectivos intervalos de confiança a 95% e intervalos de significância para cada variável, a fim de medir a força da associação e identificar os factores associados ao não cumprimento do calendário de vacinação infantil.

4.13. Considerações éticas

Solicitámos uma autorização por escrito ao comité de ética. Os participantes foram totalmente informados sobre as finalidades, os objectivos e a importância deste estudo para a melhoria da cobertura vacinal na zona sanitária de Bandalungwa. Dada a idade da criança, fornecemos aos seus cuidadores o máximo de informação possível sobre a forma como a criança foi selecionada para participar no estudo. Explicámos que a participação no estudo era voluntária e que podiam terminar o estudo em qualquer altura sem qualquer prejuízo. Informámos os encarregados de educação das crianças de que a identidade dos seus filhos seria mantida confidencial na medida do permitido por lei. Por fim, fornecemos-lhes um número de telefone e um endereço físico para que nos pudessem contactar se tivessem algum problema.

CAPÍTULO III

APRESENTAÇÃO DOS RESULTADOS

Este capítulo apresenta os principais resultados obtidos a partir do inquérito às mães responsáveis por crianças com idades compreendidas entre os 12 e os 23 meses na ZH de Bandalungwa. Estes resultados, organizados sob a forma de quadros e figuras, abrangem os seguintes pontos:

1. as caraterísticas sociodemográficas e económicas das mães inquiridas
2. Cobertura vacinal ;
3. A proporção de crianças com vacinação incompleta ;
4. Conhecimentos, atitudes e práticas das mães inquiridas
5. Factores que influenciam o não cumprimento do calendário de vacinação.

3.1. Caraterísticas sócio-demográficas das mães de crianças com idades compreendidas entre os 12 e os 23 meses

Quadro V. **Caraterísticas sócio-demográficas das mães de crianças com idades compreendidas entre os 12 e os 23 meses na ZH de Bandalungwa.**

Mães de crianças totalmente vacinadas				
Variáveis				
	Não		Sim	
Categorias	Força de trabalho	(%)	Trabalhadores	(%)
Idade dos inquiridos	n =204		n=148	
<18	7	3,4	0	0,0
18 à 25	45	22,2	26	17,6
26 à35	104	50,9	88	59,4
>35	48	23,5	34	23,0
Estado civil	n =211		n=152	
Individual	52	24,6	27	17,8
Monogamia conjugal	148	70,2	117	77,0
Poligamia conjugal	4	1,9	4	2,6
Divorciado, viúvo, separado	6	2,8	3	2,0
Outros	1	0,5	1	0,6
Religião	n= 211		n=152	
Não	6	2,8	0	0,0
Católico	43	20,4	45	29,6
Protestante	18	8,5	26	17,1
Kimbanguista	11	5,2	11	7,2
Mulher muçulmana	6	2,8	0	0,0
Igreja do avivamento	112	53,2	64	42,2
Testemunha de Jeová	6	2,8	2	1,3
Outros	9	4,3	4	2,6
Nível de estudos	n=211		n=152	
Não	2	0,9	0	0,0
primário	63	29,8	16	10,5
Secundário	122	57,9	112	73,7
Superior ou Universidade	24	11,4	24	15,8
Profissão	n=211		n=152	
Empregada doméstica	95	45,1	81	53,3
Retalhista	30	14,2	26	17,1
Funcionário público	14	6,6	8	5,3
Funcionário público	22	10,4	17	11,2
Nenhuma profissão	50	23,7	19	12,5
Outros	0	0,0	1	0,6

A Tabela V mostra que os grupos etários 25-35 e >35 anos representam 50,9% e 23,5%, respetivamente, das mães que não completaram o calendário de vacinação dos seus filhos. Por outro lado, 59,4% das mães com idades compreendidas entre os 26 e os 35 anos e 23% das mães com idades superiores a 35 anos cumpriram o calendário de vacinação dos seus filhos.

Relativamente ao estado civil, as mães casadas em regime de monogamia lideram, seguidas das mães solteiras, com 70,2% e 24,6%, respetivamente, para as que não cumpriram o calendário de vacinação dos seus filhos, e 77% para as casadas em regime de monogamia e 17,8% para as mães solteiras.

A tabela v mostra que 112 mães das igrejas reavivalistas (53,2%) e 43 mães da igreja católica (20,4%) não tinham completado o calendário de vacinação dos seus filhos. Por outro lado, 64 mães da igreja reavivalista (17,63%) e 45 mães da igreja católica (12,4%) tinham vacinado totalmente os seus filhos.

No que respeita ao nível de escolaridade, o ensino secundário lidera, seguido do ensino primário, com 57,9% e 29,8%, respetivamente, para as mães que não completaram o esquema de vacinação dos seus filhos e para as que completaram o esquema de vacinação dos seus filhos. Os valores são 73,7% para o ensino secundário e 15,8% para o ensino superior ou universitário.

As donas de casa e as mulheres sem profissão, que representam 45,1% e 23,7%, respetivamente, lideram as pessoas que não cumpriram o calendário de vacinação dos seus filhos e as que cumpriram o calendário de vacinação dos seus filhos. As donas de casa são seguidas pelos comerciantes, com 53,3% e 17,1%, respetivamente.

Caraterísticas socioeconómicas das mães de crianças com idades compreendidas entre os 12 e os 23 meses

Quadro VI: Distribuição das mães segundo a posse de certos bens de uso doméstico.

	Crianças totalmente vacinadas			
Bens de uso doméstico	Não		Sim	
	n= 210	%	n= 152	%
Água da torneira				
Sim	177	84,3	129	84,9
Não	38	18,1	23	15,1
Casa de banho interna				
Sim	43	20,5	74	48,7
Não	172	81,9	78	51,3
Eletricidade permanente				
Sim	146	69,5	121	79,6
Não	69	32,9	31	20,4
Veículo				
Sim	35	16,7	24	15,8
Não	180	85,7	128	84,2
Televisão plana				
Sim	144	68,6	121	79,6
Não	71	33,8	31	20,4
Frigorífico				
Sim	137	65,2	97	63,8
Não	78	37,1	55	36,2
Casa de azulejos				
Sim	69	32,9	79	52,0
Não	146	69,5	73	48,0

O Quadro VI mostra que a proporção de mães de crianças com idades compreendidas entre os 12 e os 23 meses que não possuíam determinados bens domésticos era mais elevada nas ENCV do que nas ECV. O quadro VI mostra que o não cumprimento do calendário de vacinação das crianças com idades compreendidas entre os 12 e os 23 meses está associado à não posse de determinados bens domésticos, ou seja, d. as crianças de famílias carenciadas têm maior probabilidade de não cumprir o calendário de vacinação dos seus filhos.

3.2. Cobertura vacinal

Tabela VII: Cobertura vacinal por antigénio de crianças de 12 a 23 meses de idade de acordo com o cartão de vacinação, Bandalungwa HZ, 2016.

Antigénios	Força de trabalho= 367	Percentagem
BCG	195	53,1
PENTA1	204	55,6
PENTA3	176	48,0
VPO3	178	48,5
PVC-13	163	44,4
VAR	162	44,1
VAA	160	43,6

A Tabela VII mostra que a cobertura vacinal para todos os antigénios foi inferior à do HZ e à norma nacional. As taxas de abandono do BCG-VAR e do Penta1-3 foram de 16,9% e 13,7%, respetivamente.

Tabela VIII. Cobertura vacinal por antigénio em crianças dos 12 aos 23 meses de idade na Zona Sanitária de Bandalungwa, de acordo com o mapa e as declarações das mães.

Antigénios	Número n= 367	Percentagem
BCG	291	79,3
PENTA1	232	61,3
PENTA3	199	50,7
VPO3	225	54,2
PVC-13	186	46,6
VAR	243	66,2
VAA	242	65,9

O quadro VIII mostra que a cobertura vacinal para todos os antigénios é ainda inferior à da zona sanitária e à norma nacional. As taxas de abandono do BCG-VAR e do Penta 1-3 permanecem elevadas em comparação com a norma, com 16,48% e 11,34%, respetivamente.

3.3. Proporção de crianças totalmente vacinadas na zona sanitária de Bandalungwa

A cobertura vacinal das crianças com idades compreendidas entre os 12 e os 23 meses é apresentada no quadro seguinte

Tabela IX: Proporção de crianças totalmente vacinadas de acordo com o mapa e as declarações das mães.

Caraterísticas	n=367	%
Mães de crianças de 12 a 23 meses com cartão disponível	212	57,8
ECV com base no cartão	150	40,9
ECV com base no cartão+ Historial de vacinação	152	41,4

Das 367 mães responsáveis por crianças com idades compreendidas entre os 12 e os 23 meses inquiridas, 212 (57,8 ± 7%, IC95% 50,8-64,8) tinham a vacinação dos seus filhos disponível. A proporção de VCE foi de 40,9 ± 7% (IC95% 33,9-47,9) com base no cartão de vacinação e de 41,4 ± 7% (IC95% 34,4-48,4) com base em ambos os métodos.

Tabela X: Repartição da cobertura de imunização de crianças de 12 a 23 meses de idade por Área de Saúde em Bandalungwa HZ, 2016.

ÁREAS DA SAÚDE		VACINAS INCOMPETENTES		TOTALMENTE VACINADO	
	n	Trabalhadores	%	Trabalhadores	%
ADOULA	60	32	53	28	47
BISENGO	52	19	37	33	63
KASA VUBU	12	10	83	2	17
LINGWALA	39	14	36	25	64
LUBUDI NORTE	37	17	46	20	54
LUBUDI SUD	38	23	61	15	39
LUMUMBA	69	52	75	17	25
MAKELELE	60	48	80	12	20
Total	367	215	59	152	41

Os distritos sanitários de Kasavubu e Makelele estão no topo com 83% e 80% respetivamente de crianças que não completaram o seu calendário de vacinação, enquanto os distritos sanitários de Lingwala e Bisengo têm 64% e 63% respetivamente de crianças que completaram o seu calendário de vacinação.

Tabela XI. Cobertura da vacinação por antigénio e AS Zona sanitária de Bandalungwa, 2016

Áreas de saúde População inquirida Antigénios

BCG Penta1 Penta3 VAR

	n	Força de trabalho	%	Força de trabalho	%	Trabalhadores	%	Trabalhadores	%
ADOULA	60	50	83,3	48	80,0	35	58,3	43	71,7
BISENGO	52	45	86,5	42	80	38	73,1	40	76,9
KASA VUBU	12	10	83,3	4	33,3	2	16,7	7	58,3
LINGWALA	38	34	87,2	32	82,1	29	74,4	30	76,9
LUBUDI NORTE	35	31	86,1	31	86,1	21	58,3	28	77,8
LUBUDI SUD	36	28	73,7	22	57,9	19	50,0	21	55,3
LUMUMBA	71	50	72,5	26	37,7	24	34,8	40	58,0
MAKELELE	60	42	70,0	19	31,7	17	28,3	33	55,0

A Tabela XI mostra que o AS de Lingwala tem uma cobertura de 87,2% para BCG, seguido do AS de Bisengo (86,5%), para Penta1 , o AS de Lubudi Nord lidera (86.1%) seguido do AS do Lingwala (82,1%), para o Penta3, o AS do Lingwala continua a liderar (74,4%) seguido do AS do Bisengo (73,1%) e finalmente para o VAR, o AS do Lubudi Nord está em primeiro lugar (77,8%) seguido do AS do Lingwala (76,9%).

3.4. Conhecimentos, atitudes e práticas das mães de crianças com idades compreendidas entre os 12 e os 23 meses Zona Sanitária de Bandalungwa

Tabela XII. Conhecimento das mães responsáveis por crianças de 12 a 23 meses sobre doenças evitáveis por vacinação

	Crianças totalmente vacinadas			
MEV	Não		Sim	
	n= 215	%	n= 149	%
Poliomielite				
Sim	212	98,6	149	100,0
Não	3	1,4	0	0,0
Tuberculose				
Sim	93	43,3	93	62,4
Não	122	56,7	56	37,6
Difteria				
Sim	4	1,9	10	6,7
Não	211	98,1	139	93,3
Tétano				
Sim	102	47,4	80	53,7
Não	113	52,6	69	46,3
Tosse convulsa				
Sim	19	8,8	16	10,7
Não	196	91,2	133	89,3
Hepatite B				
Sim	7	3,3	5	3,4
Não	208	96,7	144	96,6
Pneumonia				
Sim	13	6,0	9	6,0
Não	202	94,0	140	94,0
Meningite				
Sim	11	5,1	11	7,4
Não	201	93,5	138	92,6
Sarampo				
Sim	198	92,1	147	98,7
Não	17	7,9	2	1,3
Febre amarela				
Sim	120	55,8	117	78,5
Não	95	44,2	32	21,5

A Tabela XII mostra que a proporção de mães de crianças de 12 a 23 meses de idade que não reconheceram determinados VRE (poliomielite, tuberculose, difteria, tétano, coqueluche, meningite, sarampo e febre amarela) foi maior no ENCV do que no ENCV. Isto mostra que a falta de conhecimento das mães sobre os VEM está associada ao incumprimento do calendário de vacinação da criança.

Tabela XIII. Conhecimentos das mães responsáveis por crianças com idades compreendidas entre os 12 e os 23 meses sobre as diferentes vacinas utilizadas no PAV de rotina

	Crianças totalmente vacinadas			
Vacinas	Não		Sim	
	210	%	152	%
BCG				
Sim	115	54,8	128	84,2
Não	95	45,2	24	15,8
VPO				
Sim	187	89,0	147	96,7
Não	23	11,0	5	3,3
DTP-HepB-Hib				
Sim	22	10,5	18	11,8
Não	188	89,5	134	88,2
PCV-13				
Sim	0	0,0	6	3,9
Não	210	100,0	146	96,1
VAA				
Sim	103	49,0	127	83,6
Não	107	51,0	25	16,4
VAR				
Sim	179	85,2	141	92,8
Não	31	14,8	11	7,2

A Tabela XIII mostra que a proporção de mães de crianças de 12 a 23 meses que não tinham conhecimento das vacinas utilizadas no PPS foi maior nos ENCVs do que nos ECVs.

Tabela XIV. Principais fontes de informação sobre vacinação para mães responsáveis por crianças de 12 a 23 meses.

Crianças totalmente vacinadas				
fontes de informação	Não		Sim	
	n= 215	%	n = 152	%
Pessoal médico	37	17,2	58	38,2
Revezamento comunitário	30	14,0	41	27,0
Igreja	14	6,5	2	1,3
Rádio	6	2,8	6	3,9
Televisão	40	18,6	15	9,9
Pregoeiro da cidade	88	40,9	28	18,4
Outras fontes	2	0,9	2	1,3

A Tabela XIV mostra que os principais canais de comunicação para as mães de ENCV foram: Choro (40,9 Vs 18,4), Televisão (18,6 Vs 9,9) e Igreja (6,5 Vs 1,3), enquanto que para as mães de ECV os principais canais foram: equipe médica (38,2 Vs 17,2), Relais Comunitários (27,0 Vs 14,0) e Rádio (3,9 Vs 2,8).

Tabela XV: Principais razões para não vacinar, por ordem decrescente, as mães que não cumpriram o calendário de imunização dos seus filhos com idades compreendidas entre os 12 e os 23 meses na zona sanitária de Bandalungwa, 2016.

N°	Razões para não vacinar	N	Trabalhadores	Proporção
1	Ocupações sociais	367	160	43,8%
2	Falta de informação	367	100	27,4%
3	Indisponibilidade da vacina	367	93	25,5%
4	Medo dos efeitos secundários	367	52	14,2%
5	Não sabia para onde ir	367	15	4,1%
6	Crenças religiosas	367	14	3,8%
7	Tempos de espera longos	367	12	3,3%
8	Falta de confiança no pessoal	367	8	2,2%
9	Estruturas remotas	367	5	1,4%

A Tabela XV mostra que as ocupações sociais seguidas da falta de informação (43,8%, 27,4%) são as principais razões pelas quais as crianças não são vacinadas.

3.5. Determinantes do não cumprimento do esquema de vacinação

Os determinantes do não cumprimento do esquema vacinal derivaram da análise bivariada de cada variável independente com a variável dependente (não cumprimento do esquema vacinal em crianças de 12 a 23 meses) e da análise multivariada no modelo de regressão logística.

1. Determinantes do não cumprimento do esquema vacinal em análise bivariada

Tabela XVI: Caraterísticas sociodemográficas das mães associadas ao não cumprimento do calendário de imunização de crianças de 12 a 23 meses, Zona Sanitária de Bandalungwa, 2016

Crianças totalmente vacinadas							
					OU	IC 95%	p
Determinantes	Não		Sim				
	n= 215	%	n= 152	%			
Idade das mães							
≤24 (jovens)	52	24,2	26	17,1	0,64	[3,8 ; 1,09]	0,102
≥25Adulites	163	75,8	126	82,9			
Nível de educação							
Nível elevado	22	10,2	25	16,4	0,58	[0,313 ; 1,071	0,79
Nível baixo	193	89,8	127	83,6			
Profissão							
Empregada doméstica	67	31,1	52	34,2	0,87	[0,56 ; 1,35]	0,094
Não doméstico	148	68,9	100	65,8			
Estado civil							
Em união	54	25,1	27	17,8	0,64	[0,38; 1,08]	0,094
Individual	161	74,9	125	82,2			
sexo da criança							
Masculino	105	48,3	96	63,2	1,8	[1,18 ; 2,75]	0,007*
Feminino	110	51,7	56	36,8			

A Tabela XIV da análise bivariada mostra que apenas o sexo feminino da criança está associado de forma estatisticamente significativa ao não cumprimento do esquema vacinal para crianças de 12 a 23 meses, p= 0,007. Entre as crianças não totalmente vacinadas, o sexo feminino é significativamente predominante (66,3%) em relação ao sexo masculino (52,2%).

Quadro XVII: Conhecimentos, atitudes, organização do serviço de vacinação, acessibilidade geográfica e financeira.

Crianças totalmente vacinadas							
	Não		Sim		OU	IC 95%	p
Determinantes	Número de empregados, n= 215	%	Número de empregados, n= 152	%			
Nível de conhecimentos							
Aceitável	134	62,3	106	69,7	1,4	[0,89; 2,10]	0,142
baixo	81	37,7	46	30,3			
Atitude das mães face ao vacinação							
Bom	31	20,4	98	45,6	1,4	[0,51 ; 3,74]	0,515
Errado	121	79,6	117	54,4	1		
Posse do cartão							
Sim	62	28,8	150	98,7	185	[44,47 ; 770]	0,00*
Não	153	71,2	2	1,3	1		
Tempo de espera para o serviço de vacinação							
≤ 1 hora	73	34,0	82	53,9	2,3	[1,47 ; 3,46]	0,00*
> 1 hora	141	66,0	70	46,1	1		
História da MAPI							
Não	90	41,9	75	49,3	1,4	[0,89 ; 2,05]	0,163
Sim	125	58,1	77	50,7	1		
Bem-vindo ao sítio de vacinação							
Bom	168	78,1	152	100,0	1,9	[1,21 2,11]	0,00*
Mau	47	21,9	0	0,0	1		
Avaliação do custo da sessão do CPS							
Normal	101	47,0	124	81,6	2,0	[1,12 3,32]	0,00*
Elevado	114	53,0	28	18,4	1		
Distância do local de vacinação							
≤ 30 minutos a pé	132	61,4	140	92,1	7,33	[3, 82;14,0]	0,00*
> 30 minutos a pé	83	38,6	12	7,9			
Índice API							
Elevado	137	63,7	105	69,0	0,78	[0,50 ; 1,22]	0,286
Baixa	78	36,3	47	31,0			

A análise bivariada da tabela XVII mostra que a indisponibilidade do cartão de vacinação, os longos tempos de espera nas sessões de CPS, a má receção no serviço de vacinação, o elevado custo do serviço de vacinação e a longa distância até ao local de vacinação foram estatisticamente associados ao não cumprimento do calendário de vacinação das crianças entre os 12 e os 23 meses de idade na zona sanitária de Bandalungwa.

A proporção de mães que não disponibilizaram o cartão foi maior para as ENCVs do que para as ECVs (71,2 Vs 1,3). O não preenchimento do calendário de vacinação foi cento e oitenta vezes mais associado à disponibilidade do cartão de vacinação entre os inquiridos (p= 0,00).

A proporção de mães que sentiram que o tempo de espera no CPS foi maior nos ENCVs em comparação com os ECVs (66,0 Vs 41,1).O não cumprimento do calendário de vacinação foi dois vírgula três mais associado ao tempo de espera na sessão CPS. (p=0,00).

O não cumprimento do calendário de vacinação foi associado duas vezes ao elevado custo da HPC (p=0,00). A proporção de mães que achavam que o custo do HPC era maior nos ENCVs do que nos ECVs (53,3 vs 18,4).

Finalmente, o não cumprimento do esquema de vacinação foi sete vezes mais associado às mães que caminharam mais de 30 minutos de casa até ao local de vacinação (p=0,00). A proporção de mães que sentiram que caminhavam mais de 30 minutos de casa para o local de vacinação no grupo NCVS foi maior do que no grupo ECV (38,6 Vs 7,9).

Tabela XVIII: Determinantes do não cumprimento do esquema vacinal em crianças de 12 a 23 meses.

Determinantes	OU Bruto	IC 95%	p	OU ajustado	IC 95%	p
Posse do cartão						
Sim	1					
Não	185	[44,47 ; 770,00]	< 0,0001*	144,1	[33,74 ; 615,74]	0,000*
Tempos de espera no CPS						
< 1 hora	1					
≥ 1 hora	2,26	[1,47 ; 3,46]	< 0,0001*	2,19	[1,17 ; 4,11]	0,014*
Bem-vindo ao CS						
Bom	1					
Mau	1,9	[1,21 ; 2,11]	< 0,0001*	0,98	[0,56 ; 2, 29]	0,56
Custo da sessão CPS						
Normal	1					
Elevado	7,33	[3,82 ; 14,0]	< 0,0001*	4,21	[2,33 ; 6,75]	0,006*
Sexo da criança						
Masculino	1					
Feminino	1,8	[1,18; 2,75]	0,007*			

Após a introdução das seis variáveis associadas ao não cumprimento do calendário de vacinação na análise bivariada, a regressão logística foi utilizada para identificar como determinantes do não cumprimento do calendário de vacinação em crianças dos 12 aos 23 meses de idade: a não disponibilidade do cartão de vacinação, o longo tempo de espera das mães na sessão de CPS e o elevado custo da sessão de CPS.

CAPÍTULO IV

DISCUSSÃO

Este estudo permitiu-nos identificar os factores determinantes do não cumprimento do esquema vacinal, nomeadamente: a disponibilidade do cartão de vacinas, a longa espera na sessão de vacinação e o elevado custo da sessão de CPS.

4.1. COBERTURA VACINAL

A proporção de crianças totalmente vacinadas encontrada em geral foi de 41,4± 7% (IC95% 34,4-48,4), bem abaixo da relatada na cidade provincial de Kinshasa de acordo com o relatório DHS 2013-2014 (68%, IC95%: 62-74) (4), mas próxima à da RDC. Essa diferença pode ser explicada pela flutuação no tamanho da amostra, passou de 35 ZS na cidade provincial de Kinshasa para o ZS de Bandalungwa.Além disso, coletamos informações de mães responsáveis por crianças de 12 a 23 meses de duas maneiras: de acordo com o cartão de vacinação, que é perfeitamente certo, e de acordo com as declarações das mães, cuja confiabilidade pode ser questionada. No nosso estudo, 57,8 ± 7% (IC95% 50,8-64,8) das mães tinham o cartão de vacinação, enquanto no relatório DHS 2013-2014 para a cidade de Kinshasa, apenas 44% das crianças tinham disponibilizado o cartão de vacinação (4).

4.2. Conhecimentos e atitudes das mães em relação à vacinação

No nosso estudo, verificámos que a proporção de mães com um baixo nível de conhecimentos (incapazes de citar: 5MEVs, um benefício da vacinação, uma consequência da vacinação e 5 consultas no calendário de vacinação) foi maior entre os ENCVs do que os ECVs (37,7 Vs 30,3) e 57,8 ± 7% (IC95% 50,8-64,8) tinham disponibilizado o cartão de vacinação. E 65% das mães tinham uma boa atitude em relação à vacinação. O baixo nível de conhecimento foi encontrado em vários estudos sobre o não cumprimento do calendário de vacinação infantil (34, 35, 36, 37, 39). Os nossos resultados sobre o conhecimento das mães relativamente à vacinação são semelhantes aos relatados por Kiyimbi (**33**), o que pode ser explicado pelo facto de as mães na RDC terem quase o mesmo nível de informação sobre a vacinação, uma vez que a fonte de comunicação é a mesma e o nível de literacia é quase igual em toda a comunidade feminina da RDC. Relativamente às atitudes das mães em relação à vacinação, verificámos que 79,6% das mães da ENCV tinham maus hábitos de vacinação , em comparação com 54,4% das mães da ECV. Estes resultados corroboram os encontrados por alguns autores. (33,43)

4.3. Determinantes do não cumprimento do esquema vacinal em crianças de 12 a 23 meses de idade.

Após análises bi-variadas, verificámos que seis factores estavam significativamente associados ao não cumprimento do esquema de vacinação das crianças dos 12 aos 23 meses de idade, nomeadamente: não disponibilidade do cartão de vacinação, longo tempo de espera no local de vacinação, má receção no local de vacinação, custo elevado da sessão de vacinação, distância de mais de 30 minutos a pé até ao local de vacinação e sexo feminino.Após a análise de regressão logística destas seis variáveis, apenas três foram retidas como determinantes do não cumprimento do calendário de vacinação das crianças com idades compreendidas entre os 12 e os 23 meses na zona sanitária de Bandalungwa:

1. Disponibilidade do cartão de vacinação

Utilizando a análise bivariada e a regressão logística, verificámos que a não disponibilidade do cartão estava associada ao não cumprimento do calendário de vacinação das crianças com idades compreendidas entre os 12 e os 23 anos (0R = 144,1, IC95% [33,74; 615,74]; p =0,00). Vários estudos obtiveram resultados semelhantes: Ndeye M et al no Senegal, Odusanya O et col. na Nigéria, e Kiyimbi e Kahozi na RDC (23, 26, 33, 43).

2. Tempo de espera no local de vacinação

De acordo com os nossos resultados, tempos de espera superiores a uma hora foram associados ao facto de as crianças não completarem o seu esquema vacinal (OR = 2,19, IC95% [1,17; 4,11]); p= 0,014). Esta situação poderia ser melhorada na abordagem de reforço do PEI de rotina, aumentando a supervisão das estruturas que vacinam. Alguns autores também sugeriram este facto nos seus estudos, como Baonga e Kiyimbi (33, 34).

3. Custo da sessão CPS

A maioria das mães que não completaram o esquema de vacinação dos seus filhos com idades compreendidas entre os 12 e os 23 meses foi confrontada com o elevado custo da sessão de vacinação, dado o seu baixo rendimento financeiro (0R = 4,21, IC95% [2,33; 6,75], p = 0,006). Estes resultados são semelhantes aos relatados por LINK-GELLES R e al (29).

4.4. Pontos fortes e limitações do estudo

a) Força

O nosso estudo teve o privilégio de evidenciar a proporção de ECVs segundo as informações obtidas junto das mães responsáveis por crianças de 12 a 23 anos na zona sanitária de Bandalungwa. Estes resultados poderão, por um lado, orientar os decisores em matéria de vacinação e, por outro lado, ajudar as estruturas responsáveis a garantir a vacinação das crianças, para que compreendam que a saúde da população é da sua responsabilidade, e envolver a comunidade em todas as estratégias previstas para melhorar a cobertura vacinal na ZH de Bandalungwa.

b) Limites

O nosso estudo tem uma série de limitações:

- A população do estudo é uma amostra retirada da população em geral, embora possa haver algumas irregularidades na representatividade da população, uma vez que a baixa cobertura de vacinação é relatada em 12 das 35 zonas sanitárias de Kinshasa, enquanto restringimos o nosso estudo a apenas uma zona sanitária.
- A informação obtida a partir das declarações das mães que não possuíam cartões de vacinação para os seus filhos foi considerada com reservas, uma vez que a fiabilidade da informação é questionável e pode introduzir um viés de informação (viés de memória).
- O número muito limitado de variáveis que foram estatisticamente significativas não garante necessariamente a cobertura vacinal na zona de saúde. No entanto, o nosso estudo permanece aberto a uma investigação mais aprofundada por parte de outros, com base na informação limitada que conseguimos obter.

CONCLUSÃO E RECOMENDAÇÕES

Para concluir o nosso estudo, constatamos que a proporção de ECVs na zona sanitária de Bandalungwa continua a ser baixa. As principais razões pelas quais as crianças com idades compreendidas entre os 12 e os 23 meses não completam o seu calendário de vacinação são: a indisponibilidade do cartão de vacinação, o longo tempo de espera das mães no local de vacinação e o elevado custo da sessão de CPS.

Tendo em conta o que precede, recomendamos :

1. No IEP (Direção, Coordenação de Kinshasa e Delegação Oeste de Kinshasa)

- Disponibilizar os cartões de vacinação na zona sanitária para que cada mãe possa obtê-los durante a sessão de vacinação, a fim de garantir uma informação real sobre as actividades do PEI.
- Aumentar o número de canais de comunicação sobre a vacinação, para que a população se aproprie dela e coloque as actividades de vacinação dos seus filhos em primeiro plano, permitindo que o programa atinja os seus objectivos.

2. À ZS de Bandalungwa e a todo o seu pessoal

- Melhorar a qualidade do serviço de vacinação a todos os níveis, para que o longo tempo de espera e o elevado custo da sessão de vacinação não constituam um obstáculo para as mães vacinarem os seus filhos.

3. Às mães responsáveis por crianças com idades compreendidas entre os 12 e os 23 meses e a toda a comunidade Bandalungwa ZS

- Guardar os cartões de vacinação dos filhos para não perderem as informações sobre as vacinas e até sobre as consultas;
- Compreender que a saúde dos seus filhos é uma prioridade acima de tudo, porque o longo tempo de espera e as taxas que lhes são pedidas na reunião do CPS não são um obstáculo ao cumprimento do calendário de vacinação dos seus filhos.
- Envolver-se mais na promoção da saúde dos seus filhos, em particular, e de todos, em geral.

REFERÊNCIAS BIBLIOGRÁFICAS

1. OMS, Vaccine-preventable diseases bulletin, Genebra, ficha informativa de setembro de 2016;

2. OMS, Immunization coverage, Fact sheet n.º 378, Centro Multimédia, Genebra, setembro de 2015 ;

3. OMS, Vaccination coverage, Fact sheet, Genebra, setembro de 2016

4. Relatório 2013-2014, RDC, Enquête Démographique et de Santé, Ministério do Plano e Acompanhamento da Execução da Revolução da Modernidade e Ministério da Saúde Pública, República Democrática do Congo, edição de 2014.

5. Mapatano et al,Conhecimentos, atitudes e práticas relacionadas com a imunização das mães em Kinshasa, República Democrática do Congo.SA Fam Pract,2008

6. Programa Elargie de Vaccination, República Democrática do Congo, relatório anual de 2015, PEV/RCD, não publicado, fevereiro de 2016

7. OMS, República Democrática do Congo, Rapport d'analyse des résultats des activités du PEV de routine dans la ville province de Kinshasa au premier semestre 2014, não publicado, 2015

8. NIAID-National Institute of Allergy and Infection Diseases-dossier Acrobat Reader produzido pelo NIAID "Understanding Vaccines :What they are - How they work"- US Department of Health and human services - NIH publication N0.03-4219-July 2003

9. Programa Alargado de Imunização: 25 anos amanhã. Med. Trop, 2001,61, 177-186

10. OMS, Unicef: Vaccines and immunization, the world situation, Genebra 1996).

11. Lambert PH ; Liu M ; Siegrist CA ; Revue Pratique : Immunité anti-infectieuse : mécanismes, facteurs spécifiques et non spécifiques. 1994; 44: 2505- (Cobertura mundial da imunização de rotina da OMS).

12. Jacqueline Etienne ; Eric Clauser : Biochimie Génétique - Biologie Moléculaire - 7ème édition - Masson, Paris, 1987, 2001 - Masson S.A - 120, Boulevard Saint Germain - 75 280 Paris Cedex 06 - (p370-371)

13. Brien Fitzgibbon ; 1,2 Laurie Ackermann ; 1,4 Kevin Murphy ; Michel Deming ; 1 Jacqueline Gindler3 : Programa Alargado de Imunização (PAI) em 12 países africanos 1982 - 1993.

14. Relatório do Programa alargado de vacinação (PEV), plano plurianual 2015-2019, não publicado, PEV.RDC, 2015.

15. Vulgaris médical: conhecimentos médicos numa língua acessível a todos

16. Sítio Web da Farmácia dos HUG - http://pharmacie.hug-ge.ch/ Informações sobre os medicamentos - Recomendações de utilização Assistência farmacêutica: tel. interno 31080).

17. Bos, E., e Batson, A. Using immunization coverage rates for monitoring health sector performance: Questões de medição e interpretação. Washington DC: Human development network, The World Bank; 2000, 1-21).

18. Fairbrother, G., Freed, G. L., e Thompson, J. W. Measuring immunization coverage.Amer J Prev Med. 2000;19(3 Suppl):78-88.

19. Bolton, P., Hussain, A., Hadpawat, A., Holt, E., Hughart, N., etGuyer, B. Deficiências nos actuais indicadores de imunização infantil. Public Health Rep. 1998; 113(6):527- 32).

20. Programa Alargado de Imunização (PAI) em 12 países africanos 1982 - 1993Brian Fitzgibbon, 1,2 Laurie Ackerman, I, 4 Kevin Murphy Michael Deming,1 Jacqueline Gindler3)

21. Gianluca Russo1 and all; Vaccine coverage and determinants of incomplete vaccination in children aged 12-23 months in Dschang, West Region, Cameroon: a cross-sectional survey during a polio outbreak vol 33, n°7, 2009, p.43-49.

22. Faye A., Seck I., Dia A.T., Facteurs d'abandon de la vaccination en milieu Rural Sénégal, Médecine d'Afrique noire, vol 57,n°3,2010, p.137-141.

23. Ndeye M.N., Ndiaye P., Abdoulaye D., et al, Facteurs d'abandon de la vaccination des enfants âgés de 10 à 23 mois à Ndoulo (Sénégal), Cahier d'étude et de recherche francophone/Santé, Volume 19, Numéro 1,2009.

24. Aicha Hamid; Evaluation de la couverture vaccinale des jeunes enfants de la Montérégie au regard des facteurs sociodémographiques et impact de l'ajout de nouveaux vaccins, junho de 2008, vol 21, página 20-25.

25. BeckieNnenna Tagbo1,2, et al, Vaccination Coverage and Its Determinants in Children Aged 11 - 23 Months in an Urban District of Nigeria; vol 49, p 19-23

26. Olumuyiwa O Odusanya, Ewan F Alufohai, Francois P Maurice e Vincent I, determinantes da cobertura vacinal na Nigéria rural. BMC Public Health 2008Ahonkhai. 8:381 doi: 10.1186/1471-2458-8- 381;

27. Relatório do Programa Alargado de Vacinação (PEV) do Benim, Revista Externa 2008, Relatório Inédito, Cotonou, março de 2009;

28. Dr. Kaïdtlila nenouara e Prof. Glangeaud Jean Paul, la situation vaccinale des enfants en période du P.A.S. en Algérie, résultats d'une enquête auprès des ménages de la wilaya de Bejaia ; vol 79, p 98-106.

29. Link-Gelles R et al. Um inquérito nacional a obstetras sobre atitudes relativas à imunização materna e infantil. Centro de Investigação de Resposta a Emergências, Atlanta,

2011.vol 12, p 14-17

30. Relatório do Programa Alargado de Vacinação (PEV) da Costa do Marfim; Revista Externa, Abidjan, Relatório Inédito. 2008.

31. Relatório Final. Maputo, Ministério da Saúde, Programa Alargado de Imunização, Moçambique: Um Estudo para Descrever as Barreiras à Vacinação Infantil em Moçambique. F; o Projeto CHANGE, e o Projeto HOPE, Sheldon SJ, C Alons. julho de 2003.

32. Relatório sobre o Programa Alargado de Imunização (PAI): Avaliação Externa. Relatório não publicado. Ndjamena, abril de 2012 ;

33. Kiyimbi Bushidi Pontien. Determinantes da não realização do calendário vacinal das crianças de 12 a 23 meses na ZS de Muanda, Dissertação, ESP/Kinshasa 2012.

34. Baonga BA POUTH Simon Franky et al.Cobertura vacinal e factores associados à não-completude vacinal em crianças dos 12 aos 23 meses de idade no distrito sanitário de Djoungolo-Camarões em 2012, Publicado: 04/11/2016.Disponível na internet: http://www.panafrican-med-journal.com/content/article/17/91/full

35. Verger Pierre, Attitude et pratiques des médecins généralistes de la ville relatives à la vaccination en général et celle de la grippe en 2009.Panel, 2011.

36. Ouedraogo L.T et al. Determinantes do incumprimento do calendário de imunização do Programa Alargado de Imunização ao nível do distrito sanitário: o caso do distrito sanitário de Boussé, Burkina-Faso. Médecine et maladies infectieuses, 2006.

37. Nankabirwa V, TYLLESKAR T, TUMWINE JK et al. A educação materna está associada ao estado de vacinação de bebés com menos de 6 meses no Leste do Uganda: um estudo de coorte. PubMed 2010.

38. Mollema L, Wijers N, Haline, Vander Klis. Participação e atitude em relação ao programa nacional de imunização na Holanda. BMC Saúde Pública, 2012.

39. Batumbo Boloweti. Evaluation sur le niveau de connaissance, les attitudes ainsi que les pratiques des mères d'enfants de 0 à 23 mois dans la ZS de santé de Ngabavis-à-vis de la vaccination, Dissertation, ESP/Kinshasa,2013.

40. Rimple D, Weiss SJ, Brett M, Ernest A. Um programa de vacinação baseado num serviço de urgência: Ultrapassando as barreiras para adultos com alto risco de doenças evitáveis por vacinas. Acad Emerg Med. setembro de 2006

41. CLUBE Matango. A situação das crianças no mundo: o caso dos Camarões, 2014, disponível na Internet: http://matango.mondoblog.org/2014/06/18/la-situation- des-enfants-dans-le-monde-le-cas-du-cameroun

42. Rapport Annuel Diretion d'Etude et Planification (DEP-RDC), Ministério da Saúde

Pública , relatório não publicado, 2012.

43. Kaozi Mihali, facteurs associés la non complétude du calendrier vaccinal des enfants de 12 à 23 mois dans la ZS de BARUMBU, Dissertação, ESP/Kinshasa 2014.

APÊNDICES

APÊNDICE I: INFORMAÇÕES PARA O CONSENTIMENTO INFORMADO

Sr., Sra.

Chamo-me MUSA WABULA Moise, sou estudante na Escola de Saúde Pública da Universidade de Kinshasa, no 2º ano do Mestrado em Epidemiologia de Intervenção e Gestão Laboratorial. Estou a realizar este estudo sobre "os determinantes do não cumprimento do calendário de imunização em crianças de 13 a 23 anos e em mães com crianças de 0 a 11 meses na Zona Sanitária de Bandalungwa, Cidade de Kinshasa. Este estudo foi efectuado na RDC para a minha dissertação. O objetivo deste estudo é determinar os factores associados à baixa cobertura vacinal na zona sanitária de Bandalungwa de 1 de janeiro de 2015 a 30 de junho de 2016.Esta zona sanitária tem tido uma baixa cobertura de todos os antigénios (ver relatórios anuais do PEI de 2014 e 2015) e notificou vários casos de doenças evitáveis por vacinação em 2014-2015 (de acordo com um inquérito da OMS sobre a cobertura vacinal), com um elevado risco de surtos epidémicos nos próximos dias.Garantiremos o carácter estritamente científico do estudo e os dados obtidos serão mantidos estritamente confidenciais. Para dar o seu consentimento a este estudo, por favor assine o formulário anexo a esta nota informativa.

APÊNDICE II: INSTRUMENTOS DE RECOLHA DE DADOS

Cobertura vacinal de crianças com idades compreendidas entre os 12 e os 23 meses

	Província: Kinshasa		Zona sanitária de Bandalungwa				Área de saúde/ quarteirão :								
	Lote n.º: ///	Data de ////	o inquérito	:	Tempo	de	começar:								
N° do menage	N° da criança	Cartão de vacinação (+,-)	Data de nascimento Data de nascimento da criança (dia/mês/ano)		Vacinas recebidas: indicar a data (dia/mês/ano) e o local (Pu=centro público, Pr=centro privado, Cf=centro confessional) de todas as vacinas.										
				BC G (data/ local)	Arroz Cicat BCG (+,- ,A)	Pólio zero (data/ local)	Poliomielite 1 (data /local)	Poliomielite 2 (data/local)	Poliomielite3 (data/local)	Pentavalent 1 (data /lieu)	Pentavalent 2 (data/lieu)	Pentavalent 3 (data/lieu)	PCV-13	VAR (data/local)	VAA (data/local)

INQUÉRITO SOBRE OS CONHECIMENTOS, ATITUDES E PRÁTICAS NA ZONA SANITÁRIA DE DEBANDALUNGWA

QUESTIONÁRIO

Identificação do agregado familiar: Id INFORMAÇÕES SOBRE A COLECÇÃO: RC

RC1. Nome do investigador:|RC2. Nome do supervisor

RC3. Dia/Mês/Ano da entrevista:2_|_0_|_1_|_6_|

Depois de completar a entrevista ao agregado familiar, preencher as seguintes informações:

RC5. Resultado da entrevista: RC6A. Responsabilidade do inquirido no

1=Preenchimento completo 2=Parcialmente preenchido 3=Recusado

4=Outro a

RC6B. GÉNERO DO INQUIRIDO NO AGREGADO FAMILIAR (M/F)

RC8. Número de crianças com idades compreendidas entre os 12 e os 23 meses:

1. CARACTERÍSTICAS DO AGREGADO FAMILIAR: CM

N°	Perguntas	Respostas e códigos	
CM1	Em que meses e anos nasceu? completado)	/..../.../.../.../..../...../ NSP 98 Sem resposta 99	| |
CM02	Qual é o estado civil do inquirido?	Marie na monogamia1 Marie em poligamia2 Individual 3 Divorciado/Separado/viúva4 União de facto5 Outros a especificar6	| |
CM03	Qual é o seu nível de educação (frequentou a escola?)	Primário 1 Secundário 2 Superior/Universitário 3 Nenhum 4	| |
CM04	O que é que faz na vida?	Menagere1 Retalhista 2 Funcionário público3 Funcionário público4 Nenhuma profissão5 Outros a especificar6	| |
CM05	Qual é a sua religião atual?	Sem religião1 Católica2 Protestante3 Kimbanguista4 Mulher muçulmana 5 Igreja de reveil 6 Testemunha de Jeová7 Outros a especificar8	| |
CM06	Qual é a sua relação com o chefe de família?	Chefe de limpeza 1 Cônjuge do chefe de família2 Filho da casa3 PAIS DE UM CÔNJUGE 4 IRMÃ, COUSINA, NOIVA DE UM DOS CÔNJUGES 5 Outros a especificar 6	| |
CM07	Quantos de	/...../...../	
	pessoas viver em sua casa		
CM08	Quanto é que gasta em média por dia em alimentação (converter para dólares)	/........../	

			SIM	NÃO	
CM09	É seu?	Água da torneira Na casa de banho interna Eletricidade PERMANENTE Veículo Televisão de ecrã plano Frigorífico AISON EN CARREAUX	1 1 1 1 1 1 1 1	0 0 0 0 0 0 0 0	
CM10	O nascimento dos vossos filhos com idades compreendidas entre os 12 e os 23 meses foram efectuados onde?	Casa 1 Formação em saúde 2 Casa e formação 3 SANITÁRIO			| |

2. IDENTIFICAÇÃO DAS CRIANÇAS E RESPECTIVAS VACINAS

IDENTIFICAÇÃO E VACINAÇÃO DAS CRIANÇAS: IEV			
IEV01	Sexo da criança	Masculino...1 Feminino...2			
ENI02	Idade da criança (em meses completos)	Data de nascimento ..../.........../			
IEV03	A criança foi totalmente vacinada?	Sim1 N.º 2			
IEV04	Se a criança não tiver tomado todas as vacinas, quais são os motivos? (Três opções)	Falta de informação e de comunicação 11 Medo dos efeitos secundários 12 Crenças religiosas13 Medo de bruxaria14 Não sabia onde se vacinar15 Distância das instalações de saúde21 Actividades económicas22 Obrigações sociais/família23 Não é um decisor na família24 Falta de confiança no pessoal de saúde. 31 Falta de recursos financeiros32 Indisponibilidade de vacinas...33 Tempo de espera demasiado longo, mau acolhimento.34 Outro (especificar)... 55		||
IEV05	A partir de que idade é que o seu filho deve ser vacinado contra o sarampo e a febre amarela?	Não sabe1 9º mês2 Outros (especificar)3			
IEV06	Quem é que no agregado familiar toma a decisão sobre a vacinação?	Pai1 Mãe 2 Avós3 Outros (especificar)5			
IEV07	Quando é que costuma vacinar o seu filho? (Três primeiras respostas)	No nascimento 1 Em função da marcação2 Quando ele está doente e eu o levo ao hospital 3 Durante as campanhas4 Quando há uma epidemia5 Outros (especificar)6		
IEV08	O que o levou a vacinar os seus filhos nestas alturas específicas?	Cumprimento do calendário/RDV1 Oportunidade2 Mobilização social3 Outros 4			

3. CONHECIMENTOS DAS MÃES SOBRE VACINAÇÃO

N°	Perguntas	Respostas			Códigos
CMV 1	Existe a vacinação de serviço no vosso país?	Não...1 Sim2 DK3			| |
CMV 2	O seu filho foi vacinado?	Não...1 Sim2			| |
CMV 3	Em caso afirmativo, onde seguiu o vacinação	Na comuna...1 fora da comuna...2			| |
CMV 4	Já ouviste falar de vacina	Não...1 Sim2			| |
CMV 5	Qual é a sua principal fonte de informação sobre vacinação?	pessoal médico1 a estafeta comunitária2 a igreja3 o rádio...4 Televisão5 pregoeiro6 outros a especificar7			| |
CMV 6	Na sua opinião, qual é a importância de vacinar o seu filho?	Protecção1 Crescer bem2 DK3			| |
CMV 7	Sabe quais são as consequências se o seu filho não for vacinado?	A doença1 Deficiência... 2 Moribundo3 Outros a especificar4 DK5			| |
			SIM	NÃO	
CMV 8	Sabe contra que doenças é que as crianças são vacinadas? (várias respostas possíveis)	Poliomiel ite Tubercul ose Difteria Tétano Tosse convulsa Hepatite Pneumon ia Meningit e	1 1 1 1 1 1 1 1	0 0 0 0 0 0 0 0	
		Sarampo Febre amarela Não sabe	1 1 1	0 0 0	
CMV 9	O que fazer quando o seu filho contrai estas doenças?	Nada...0 Cuido de mim em casa1 Vou levá-lo para o hospital2 Vou à igreja3 Eu vou ao tradicional praticantes...4 Outros a especificar 5			| |

CMV 10	Quantas vezes é que levar o seu filho ao centro de saúde para ser vacinado	Nenhum0 uma vez1 mais de ...2		| |
CMV 11	Lista das vacinas que o seu filho deve tomar		SIM	NÃO	
		BCG	1	0	
		VPO	1	0	
		DTC-	1	0	
		HepB-	1	0	
		Hib	1	0	
		PCV-13	1	0	
		VAA	1	0	
		VAR DK	1	0	
CMV 12	A partir de que idade é que uma criança deve ser vacinada?	À nascença...1 Com 1 mês e meio2 Aos 2 meses e meio3 Aos 3 meses e meio4 Aos 9 meses5 DK6		| |

4. ATITUDES DAS MÃES EM RELAÇÃO À VACINAÇÃO

AMV 1	Como é que considera a vacina	Perigoso 1 Não perigoso 2 DK 3	
AMV 2	Acha que a vacina pode proteger o seu filho	Não...0 Sim1 DK98	| || |
AMV 3	Se o local de vacinação estiver a cerca de 45 minutos de distância, pode para ir	Não...0 Sim1	| |
AMV 4	Como é que se sente se o seu filho for vacinado?	1=Satisfeito1 2=preocupado...2 3=Nada3 4=Outro a especificar4 98= DK98	| |
AMV 5	O que é que o motiva a ir vacinar o seu filho?	evitar que adoeça 1 Por isto que os outros fazem a comunidade relançar...2 Exigências hospitalares3 Rádio... 4 Televisão...5 Outros a especificar6 DK98	| |
AMV 6	Como é que se avalia a gravidade das doenças evitáveis por vacinação?	Sepultura/Mortelas1 Menos grave2 Outros a especificar3 DK98	| |
AMV 7	Está satisfeito com os resultados da vacinação?	Não...1 Sim2 DK98	| |
AMV 8	Se não, porquê?	a criança a febre1 a criança adoece 2 Outros a especificar3	| |

5. ORGANIZAÇÃO DOS SERVIÇOS DE VACINAÇÃO

N°	Perguntas	Respostas e códigos			
OSV 1	Em média, quanto tempo espera no CS para que o seu filho está vacinado	/......./...../minutos			
OSV 2	Em algum momento no passado, o seu filho teve algum sintoma depois de receber as vacinas?	Não... 1 Sim 2 DK 98			| |
OSV 3	Se sim, quais?	Febre Abscesso Choque Paralisia flácida aguda Convulsão Morte Outros a especificar........	SIM	NÃO	
			1 1 1 1 1 1 1 1 1	0 0 0 0 0 0 0 0 0	
OSV 4	Como avalia o acolhimento na CS	Mau 1 Então... 2			| |
OSV 5	O seu filho alguma vez faltou a uma vacinação devido à falta de Vacina CS?	Sim 1 Não... 2 DK98			| |
OSV 6	O seu filho já faltou a uma vacinação devido à ausência repetida do pessoal do CS?	Sim1 Não...2 DK3			| |

6. ACESSIBILIDADE GEOGRÁFICA E FINANCEIRA

N°	Perguntas	Respostas e códigos	
AGFV 1	Quanto é que caminha? para o local de vacinação	Menos de uma hora...1 Mais de uma hora... 2	| |
AGFV 2	As sessões de de vacinação ?	Sim 1 Não... 2 DK98	| |
AGFV 3	Sim, qual é o preço por sessão	Menos $1,1 Mais de 1,2 milhões de dólares	| |
AGFV 4	Como é que se avalia o custo da vacinação	Alta... 1 Normal 2	| |

Obrigado pela vossa contribuição

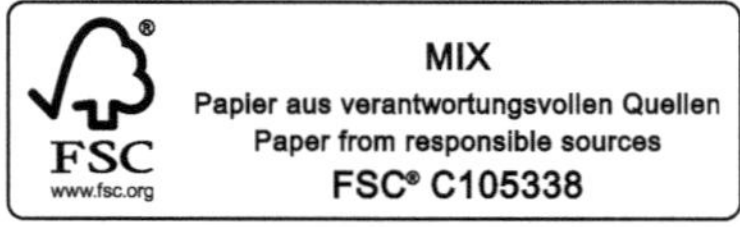

Printed by Books on Demand GmbH, Norderstedt / Germany